Mein Ratgeber

Inspiration Ernährung

AF219824

Bei Morbus Crohn und

Colitis ulcerosa

Auflage 1 / Juli 2018

J.R Lucas Wolf

Inhalt

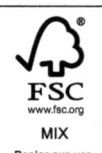

Vorwort

Wir Menschen sind wirklich fantastische Geschöpfe, aber dabei überhaupt nicht perfekt. Wir sind produktiv und außerdem noch sehr erfindungsreich, solange uns nichts und niemand davon abbringt. Wir tun und machen das 365 Tage im Jahr. Dabei kommt es gar nicht darauf an, wo, was und wie wir es machen. Es scheint so als ob uns nichts aufhalten könnte. Und dann plötzlich eines Tages passiert es, wir erkranken. Unsere Umwelt verpasst uns einen heftigen Dämpfer. Nichts ist mehr so wie es einmal war. Der Mensch ist nicht perfekt und deshalb erkennt er auch nicht nicht wenn er Fehler macht. Einer dieser Fehler könnte sein, dass er sich falsch ernährt. Die Ernährung ist in der Gegenwart ein ganz großes Thema. Gerade bei Menschen die jeden Tag volle Leistung bringen müssen, und oder auch im speziellen bei Menschen die Sport treiben (Sportlern). Ein Mensch der viel arbeitet braucht auch viel Energie. Diese Energie holt er sich durch seine „gesunde" Ernährung. Was aber alles passiert wenn der selbe Mensch erkrankt, oder sogar chronisch erkrankt, kann man sich sicher ausmalen. Es gibt junge Menschen die an einer chronischen Darmerkrankung wie z. B. Morbus Crohn (CED), Colitis ulcerosa, erkranken.

Diese Menschen haben eventuell nichts falsches gemacht und vielleicht wurde diese Erkrankung ihnen vererbt. Andere Erdenbürger haben eventuell durch eine falsche Ernährung oder anderen Faktoren wie z. B. Stress, Morbus Crohn/Colitis ulcerosa erst bekommen. Egal wodurch man am Ende erkrankte, eine gesunde Ernährung bildet immer eine gute Basis um mit der neuen Herausforderung fertig zu werden. Mein Buch soll helfen mit den Problemen die sich durch eine chronische Erkrankung ergeben, gut fertig zu werden. Dabei ist es völlig egal ob die Diagnose Morbus Crohn oder Colitis ulcerosa heißt, oder der Mensch gar nicht krank ist. Eine „gesunde" Ernährung kann sehr hilfreich sein. Bei kranken Menschen ist jedoch ein Informationsaustausch sehr wichtig. Gerade wenn man ganz am Anfang einer Erkrankung steht. Mein Buch soll helfen wieder auf die „richtige" Spur des Lebens zu gelangen. Und die Dinge anzusprechen die für alle Menschen sehr wichtig sein können.

Dabei eine positive Perspektive aufzuzeigen wie man mit der Erkrankung fertig wird. Hierbei ist die Ablenkung durch Beschäftigung nur eine von vielen Möglichkeiten. Und außerdem eine Inspiration zu erfahren alleine durch die Vielfalt an Möglichkeiten, das eigene Leben wieder zu meistern. Viele Informationen zu geben über Themen, wo man normalerweise nicht so bewandert ist. Und dabei die eine oder andere Frage überflüssig zu machen. Die eine Frage die sich mir aber stellt ist: „Wie kann ich euch (dir) dabei helfen?"

Einleitung

Als ich vor 15 Jahren meine erste Erfahrung mit Morbus Crohn (CED) machte, da wusste ich noch nichts über diese Krankheit. Eine Krankheit die wie sich später herausstellen sollte, nicht einfach zu handhaben ist. Der Krankheitsverlauf wechselt sich dabei ab, man durchlebt viele Höhen und Tiefen. Diese Krankheit (CED) verläuft in sogenannten Schüben. Diese Schübe kommen und gehen aber nach einer Zeit wieder, und fallen dabei unterschiedlich stark aus. Was einen Schub auslösen kann und wie man einen Schub verhindert, ist nicht einfach zu erklären. Es fängt damit an, dass es bei der Krankheit CED, 3 Stufen gibt. Es kommt außerdem noch darauf an wie schwer man erkrankt, und in welcher Stufe man sich gerade befindet. Ist man z. B. in Stufe 1, verlaufen die Schübe nicht ganz so heftig wie in den anderen 2 Stufen. Nach einem starken Schub kann es durchaus vorkommen, dass man anschließend im Krankenhaus landet. Im Krankenhaus wird man aber alles unternehmen damit man den Schub überlebt. Und anschließend wird versucht zu verhindern, dass man einen weiteren Schub bekommt. Am Ende entscheiden viele Faktoren gemeinsam, ob und wann ein Schub stattfindet. Auslöser können sein:

Zu viel Stress, ein falsches Essverhalten oder die Verweigerung von der Einnahme von Medikamenten. Ob Medikamente einen Schub begünstigen oder verhindern, hängt im einzelnen von dem Medikament ab. Bei Einnahme der „richtigen" Medikamenten sollte aber eher ein Schub und damit auch ein ausbrechen der Krankheit, vermieden werden. Wie schon erwähnt kann ein falsches Essverhalten böse Konsequenzen haben. Wenn man an Morbus Crohn erkrankt ist, sollte man am Anfang der Erkrankung in jedem Fall, unbedingt eine Ernährungsberatung in Anspruch nehmen. Der Ernährungsberater wird einen anschließend Information darüber geben, wie man sich bei Morbus Crohn richtig ernährt. Außerdem wird man jede Menge Tipps darüber bekommen, wie man sich gesund und richtig ernährt. Und dabei auch richtig satt wird. Man macht sich im Alltag einfach zu wenig Gedanken darüber, was man essen darf und darüber hinaus auch noch gesund für einen ist.

Mein Buch wird dabei helfen euch (dich) wieder gesünder zu ernähren. Dabei kommt es gar nicht darauf an ob du an Morbus Crohn, Colitis Ulcerosa, oder überhaupt nicht erkrankt bist. Auch gesunde Menschen dürfen und werden dieses Buch zu schätzen wissen. Voller Tipps,Rezepte und Empfehlungen. Und darüber hinaus mit jede Menge Berichte über die eigenen Erfahrungen die man mit Lebensmitteln,Nahrungsergänzungsmittel und Medikamenten machte. Eine gesunde

Ernährung stellt die Basis dar, um eine Erkrankung zu verhindern. Wer aber bereits erkrankte, kann sein Leiden dadurch deutlich verringern. Ich nehme euch mit in eine Welt voller Vitaminen und Kalorien. Das Thema Gewichtszunahme oder auch Gewichtsverlust, könnte auch zur Sprache kommen. Schließlich leiden viele Patienten die an Morbus Crohn/ Colitis ulcerosa erkrankten, auch an Gewichtsverlust oder an einer Gewichtszunahme.

Jene aber begünstigt durch die Medikamente. Wie man sieht kann es in die eine oder andere Richtung gehen, vieles ist also möglich. Eine bestimmte Diät gibt es bei Morbus Crohn/Colitis ulcerosa nicht. Das bedeutet aber nicht, dass man keine zusammenstellen (lassen) könnte. Man könnte in den einen oder anderen speziellen Fall, sicher mit einer auf die Person (Patienten) abgestimmten Diät, halbe Wunder vollbringen. Einzige und gleichzeitig auch wichtigste Voraussetzung hierfür wäre, eine eiserne Disziplin des Patienten (CED).

Kapitel1.

Ursachen und Symptome

Die Anzahl der an Morbus Crohn (CED)/Coltis ulcera erkrankten Menschen hat in den letzten 20 Jahren drastisch zugenommen. Meiner persönlichen Meinung nach könnte das mit dem zunehmenden Stress am Arbeitsplatz zu tun haben, den Arbeitnehmer heutzutage ausgesetzt werden. „Wodurch entsteht aber jetzt (CED)/Colitis ulcerosa?" Ich hab bereits einige Dinge schon dazu gesagt. Der Stress ist ein ganz wichtiger Faktor wenn wir von den Auslösern der Krankheit sprechen. Dazu kommt noch die Vererbung, soll heißen: Unsere Gene die wir vererbt bekommen haben und davon gibt es ungefähr 70 Gene die in Verbindung mit Morbus Crohn gebracht werden. Dazu eine nicht so gesunde oder falsche Ernährung. Zu viele raffinierte Kohlenhydrate und gehärteten Fetten, Umweltfaktoren, das Leben in der Stadt und das Rauchen. Das Rauchen begünstigt CED/Colitis ulcerosa und es erhöht das Darmkrebsrisiko um 50%. Es sind bis heute noch nicht alle Ursachen für Morbus Crohn bekannt. Bekannt ist: Es betrifft Frauen und Kinder genauso wie Männer. Am häufigsten erkranken wohl Erwachsene zwischen 15 und 35 Jahren, ältere Menschen ab einen Alter von 60 Jahren.

Kinder können auch an Morbus Crohn erkranken, bei ihnen äußert sich die Erkrankung anders als bei den Erwachsenen. Zum Beispiel: Müssen Kinder mit einer erheblichen Entwicklungsverzögerung rechnen.

„Was ist nun Morbus Crohn?"

Diese Frage dürften sich jetzt natürlich einige von euch stellen. Morbus Crohn (CED) ist eine chronisch entzündliche Darmerkrankung, sie wird außerdem zu den

Autoimmunerkrankungen gezählt. Das fehlgeleitete Immunsystem greift sein körpereigenes Gewebe, in diesem Fall die Darmschleimhaut an. Morbus Crohn ist: Eine chronische Entzündung aller Schichten der Darmwand. Wieso oder wie es genau zu dieser Endzündung kommt ist noch nicht geklärt. Die Darmbarriere und die Darmflora sowie die Veranlagung spielen hierbei eine erhebliche Rolle. An dieser Stelle sei noch einmal ausdrücklich erwähnt, dass Morbus Crohn nicht heilbar ist.

Der gesamte Verdauungstrakt von der Mundhöhle bis zum After kann entzündet sein. Eine Entzündung der Darmwand kann schwere Komplikationen hervorrufen: Verengung des Darms bis hin zum Darmverschluss. Eiter gefüllte Hohlräume im Gewebe (Abszesse), Verbindungsgänge zwischen den Darmschlingen den Darm und der Bauchdecke, oder anderen Organen wie der Harnblase (Fisteln). Es kann auch zu einer sogenannten (Perforation) kommen.

Entzündungsbedingt durch Löcher in der Darmwand, durch die Stuhl in den Bauchraum gelangen kann. Das kann natürlich eine erhebliche Infektion hervorrufen. Durch anhaltenden Nährstoffmangel steigt auch die Gefahr von Osteoporose (Knochenschwund). Eine langfristig schwere Entzündung des Darms vor allem des Dickdarms, erhöht um einiges das Risiko an Darmkrebs zu erkranken. Diese Erkrankung (CED) verläuft in Schüben, das bedeutet:

Betroffene nicht ständig unter den Beschwerden leiden müssen, es gibt dann auch Phasen (Remission) die beschwerdefrei sind. Es kann während des Krankheitsverlauf zur Bildung von Engstellen und Geschwüren kommen. Begrifflichkeiten hierfür lauten: Stenosen und Verbindungsgängen Fisteln

„Wann kommt es zum Ausbruch von Morbus Crohn?"

Bei gewissen Risikofaktoren und Disposition (Veranlagung). Dazu wird z. B. das Rauchen und der psychosozialer Stress gezählt. Wer schon Morbus Crohn hat, bei dem besteht immer die Gefahr der Disposition. Wer schon Morbus Crohn hat, bei dem besteht außerdem immer die Gefahr des Auftreten erneuter Entzündungen, und die damit einhergehende Verschlechterung des Allgemeinzustands.

„Welche <u>Ursachen</u> sind bis jetzt bekannt?

Die Genetische Veranlagung, das Rauchen, Umweltfaktoren (leben in der Stadt), falsche Ernährung, zu viel raffinierten Kohlenhydraten und gehärteten Fetten. Bei den Betroffenen kippt das Gleichgewicht zwischen schützenden und schädlichen Darmbakterien. Dadurch entsteht eine sogenannte Dysbiose (Ungleichgewicht der Darmflora), hierbei siedeln sich aggressive Keime in der Darmschleimhaut ein. Die intestinale Barriere bricht danach zusammen. Das Immunsystem, welches ja angeboren ist, reagiert auf Grund genetischer Defekte nicht so wie es eigentlich reagieren sollte.

„Welche Symptome können nun auftreten?"

Bauchschmerzen, Bauchkrämpfe, dünnflüssiger Stuhl, Nährstoffmangel und Untergewicht. Symptome außerhalb des Darms: Entzündung von Regenbogenhaut, Mundschleimhaut, Knie, Gelenkschmerzen, Gelenkentzündungen (Arthritis), und schmerzhafte rötliche Hautveränderungen an den Unterschenkeln, Erythema nodosum (Knotenrose). Symptome die nichts mit dem Darm zu tun haben: Appetitlosigkeit, Übelkeit, Erbrechen, Krämpfe, Müdigkeit, Fieber, Fieberschübe, Schlappheit und Abgeschlagenheit. Diagnose Morbus Crohn: Hierfür bedarf es einer oder mehrerer Untersuchungen: Eine ausführliche Anamnese (Krankheitsgeschichte), auch die Familienanamnese umfassend. Eine Untersuchung durch einen Arzt folgt, hierbei untersucht der behandelnde Arzt den Unterbauch auf Druckschmerz. Die Mundhöhle und der After werden ebenfalls auf Krankheitszeichen wie Fisteln untersucht. Die wichtigste Methode zur Diagnose von CED ist die Koloskopie (Darmspieglung).

Kapitel 2.

Ernährung bei Morbus Crohn
Colitis ulcerosa

Neben den krankheitsbedingten Beschwerden wie Bauchschmerzen und Durchfall, haben viele Patienten (CED)/Colitis ulcerosa auch mit Mangelernährung und Untergewicht zu kämpfen. Resultierend aus einer allgemeinen Appetitlosigkeit die auch zu den Symptomen der Krankheit zählt. Viele Patienten fürchten sich vor Unverträglichkeiten und ernähren sich eher einseitig, um Durchfall und Erbrechen zu vermeiden. Eine ausgewogene Ernährung ist jedoch gerade bei einer chronisch-entzündlichen Darmerkrankung enorm wichtig. Auch bei (CED)/Colitis ulcerosa gelten die üblichen Regeln einer „gesunden"

Ernährung. Insgesamt sollte man deutlich weniger Kohlenhydrate essen. Damit ist gemeint weniger Weißbrot weniger Nudeln und Reis. Dafür mehr Gemüse und Obst. Zu viel dieser getreidehaltigen Sattmacher, fördern Entzündungen und stören das Gleichgewicht im Darm. Das macht außerdem den Organismus anfälliger für Morbus Crohn (CED)/Colitis ulcerosa. Übrigens sind auch Vollkornprodukte nicht besser für den Darm.

Wer an Morbus Crohn (CED) oder Colitis ulcerosa leidet, sollte in puncto Ernährung folgende Tipps beachten:

1. Langsam und bewusst zu essen und jeden bissen lange zu kauen. Dadurch wird dem Darm die Arbeit erheblich erleichtert.

2. Viele kleine Mahlzeiten sind besser als wenige große, die den Verdauungstrakt überfordern können.außerdem sollte das Essen weder sehr heiß noch eiskalt auf den Tisch kommen, denn dies kann den Darm reizen und zu Durchfall führen.

3. Genauso verhält es sich mit sehr

scharfen und stark gewürzten Speisen. Eine ruhige und freundliche Atmosphäre sorgt meist auch für ein magenfreundliches, und langsames Essverhalten. Nach einem Arbeitstag empfiehlt es sich für CED/Colitis ulcerosa-Patienten, lieber mit einem netten Kollegen (in) in ein gemütliches Restaurant zu gehen, als schnell in die Kantine oder an den Stehimbiss zu hetzen. Akuter Schub: Um den Körper mit ausreichend Nährstoffen zu versorgen und gleichzeitig nicht den Verdauungstrakt zu überfordern, sollten jetzt nur leicht verdauliche Lebensmittel gegessen werden. Dazu gehören z. B.

- Püriertes Obst
- Gekochtes oder gedünstetes Gemüse
- Kartoffeln
- Sojaprodukte
- Aus der Liste gestrichen werden sollte:
- Milchprodukte,
- Süßigkeiten,
- Hefeteiggebäck,
- Softdrinks und Alkohol.

- Bei mir geholfen hat auch:
- Ungesüßter Fencheltee
- Kamillentee
- Pfefferminz,Kümmel,Anis Tee (Kombination)
- Kakao
- Fresubin-300kcal (Astronautenkost in Form von Trinkfläschchen).

Oft liegt bei den Betroffenen Patienten eine erhebliche Unterernährung vor. Darauf folgt oft eine parenterale Zusatzernährung, um Nährstoffe ergänzend zuzuführen. Parenterale Ernährung bedeutet: Dass lebenswichtige Nährstoffe über einen Katheter direkt in die Blutbahn gelangen. Der Verdauungstrakt wird umgangen. Ansonsten kann eine enterale Ernährung die der Patient in Form von Trinkfläschchen oder über eine Sonde gegeben werden, hilfreich sein. Auf diese Weise lassen sich nicht nur Nährstoffe zuführen sondern auch Extra-Kalorien, die Erkrankte oft benötigen. Kinder die an

Morbus Crohn erkranken, ebenfalls von dieser Ernährungsform profitieren. Wenn nur spezielle Vitamine oder Mineralien fehlen, kann derjenige gezielt Nahrungsergänzungsmittel zu sich nehmen. Sollte bei einen Patienten in der Schubphase ein Eisenmangel bestehen, verabreicht der Arzt Eisen intravenös (in die Vene). Alles was oral eingenommen würde, könnte den Schub noch verschlimmern. Durch die heftigen Durchfälle (möglichen) bedingt, verliert der Körper lebenswichtige Vitamine,Mineralstoffe und Spurenelemente, bevor der Körper sie aufnehmen kann. Studien haben ergeben, dass oft ein Mangel an: Kalium,Kalzium,Eisen und Magnesium besteht. Ebenso fehlen Vitamin B12,Folsäure und Vitamin D. Oft leiden Betroffene an Appetitlosigkeit oder sie vertragen einfach bestimmte Lebensmittel nicht mehr. Außerdem verbrauchen sie durch die Krankheit wesentlich mehr Kalorien. Es gibt für an Morbus Crohn/Colistis ulcerosa erkrankte, keine spezielle Diät. Durch eine Gezielte Ernährung lässt sich aber der Verlauf der Krankheit, ebenso wie die Lebensqualität positiv beeinflussen.

Remissionsphase: Patienten sollten darauf achten die Nährstoff und Flüssigkeitsverluste die sie durch den andauernden Durchfall in den akuten Phasen erlitten haben, wieder auszugleichen. Hierzu sind in erster Linie ballaststoffreiche Lebensmittel geeignet. Dazu gehören:

- Fein gemahlenes Vollkorn
- Gedünstetes oder püriertes Obst und Gemüse z. B. Bananen
- Reis
- Hafer
- Kartoffeln

Weniger gut verträglich sind:
- Weizen
- Milch
- Mais
- Hefe

Die Verträglichkeit von Nahrung kann variieren. Für die Verträglichkeit eines Lebensmittel ist oft die Art der Zubereitung entscheidend.

- Generell sollte Gemüse möglichst gegart oder gedünstet werden. Das Obst geschält und püriert werden, da diese Lebensmittel roh schwer verdaulich sind und abführend wirken können.
- Eier können helfen eine ausreichende Versorgung mit Eiweiß sicherzustellen. Dabei sind weichgekochte Eier besser verträglich als hartgekochte Eier.
- Bei Milchprodukten sind Joghurt und Buttermilch besser verträglich als Käse, Sahne oder Fruchtjoghurts.
- Bei Fleisch und Wurst sind natürlich magere Produkte in der Regel besser verträglich als fettes, gepökeltes oder geräuchertes Fleisch.

Liegt kein Nährstoffmangel vor kann auf Trinknahrung verzichtet werden. In dieser

Phase sollte man eher auf eine leichte und vollwertige Kost setzen. Von einigen Betroffenen (Patienten) werden Milchprodukte nicht vertragen. Außerdem wirken sich Ballaststoffe günstig auf die Verdauung aus, können aber Blähungen und Bauchweh verursachen. Hier sollte jeder einzelne für sich austesten welche Lebensmittel er verträgt. Dabei sollte mindestens zweimal pro Woche frischen Fisch zu sich nehmen.

In der „kalten" Küche sollte außerdem pflanzliche Öle verwendet werden. Der hohe Gehalt an ungesättigten Fettsäuren wirkt stark entzündungshemmend. Auch sind ungesättigte Fettsäuren für ein ausbalanciertes Immunsystem sehr wichtig. Ganz verzichten sollte man allerdings auf gehärtete Pflanzenöle, wie sie z. B. in Margarine vorkommen. Diese stehen in dringendem Verdacht, Darmentzündungen auslösen zu können.

Kapitel 3.

Veränderung im Lebensstil.

Wie wichtig eine ausgewogene Ernährung und dabei vor allem Mikronährstoffe sind, sollte man als CED/Colitis ulcerosa Patient besser wissen. Die eigene Einstellung und Lebensweise hat einen erheblichen Einfluss auf die Symptomatik. Eine sportliche Betätigung kann das Darmkrebsrisiko sogar um 50% senken. Für die meisten Erdenbürger dürften diese stresslindernden Effekte des Sports wohl bekannt sein. Speziell für Morbus Crohn Patienten ist dieser Effekt von großem Vorteil, da diese Patienten einen höheren Stresslevel besitzen als „normale" Menschen. Hierbei wird besonders autogenes Training und Yoga empfohlen. Das allgemeine Wohlbefinden des einzelnen sollte hier oberste Priorität haben. Im akuten Schub (Krankheitsschub Rezidiv) wird eine absolute Ruhe empfohlen, in diesem Fall keine sportliche Betätigung. Sobald es aber einen wieder besser geht ist alles erlaubt, was einen gut tut und außerdem noch Spaß macht. Was man unbedingt unterlassen sollte ist das Rauchen. Es ist im Allgemeinen bekannt, dass das Rauchen der Gesundheit schadet. Besonders aber schadet das Rauchen Menschen die an CED/Colitis ulcerosa erkrankt sind.

Das Rauchen erhöht außerdem massiv das Risiko eines akuten Schubs bei CED/Colitis ulcerosa Patienten. Dabei haben Raucher ein zweimal so hohes Risiko an CED zu erkranken, als Nichtraucher. Es ist bekannt, dass die Umgebung den Menschen formt, auch durch das Stadtleben könnte Stress entstehen. Als CED Patient sollte man sich genau überlegen in welcher Gegend man am liebsten wohnt. Sich anschließend aber auch ein gutes Netzwerk aufbauen.

Ärzte,Pfleger,Pflegedienst, Krankenhäuser, und der nächstgelegene Bioladen. Wenn man sich für das Leben auf dem Land entschieden hat, sollte die eigene Versorgung sichergestellt sein. Dabei ist es natürlich von Vorteil wenn es Vorort ein gutes Netzwerk voll mit Dienstleitungen vorhanden ist. Am wichtigsten für den zukünftigen Patienten (CED) dürfte aber die medizinische Versorgung sein.

An zweiter Stelle kommt aber danach schon die Versorgung mit allem was Vitamine/Kalorien hat und der eigenen Ernährung dient. Ganz wichtig und überhaupt nicht zu vernachlässigen ist, die eigene Familie. Die eigene Familie sollte nicht weit von einen selbst wohnen. In Notfällen kann die eigene Familie am Ende einen sogar das Leben retten. Wenn man sich selbst nicht mehr versorgen kann, sollte man unbedingt fremde Hilfe annehmen. Dieses Thema sollte aber mit der eigenen Familie besprochen, und anschließend gemeinsam nach einer

Lösungen gesucht werden. Die eigene Versorgung, und hierbei ist ganz egal ob es sich dabei um die Ernährung oder um ärztliche Belange geht, unbedingt sichergestellt sein muss. Wenn man CED/Colitis ulcerosa Patient ist, wird man gezwungen sich mit seiner Ernährung auseinander zu setzen, und viel später sich damit etwas auszukennen. Für die meisten Patienten bedeutet das aber eine erhebliche Umstellung im Lebensstil.

Vor der Erkrankung hat man sich keine großen Gedanken darüber gemacht, was für Essen auf dem Tisch kam, und später verspeist wurde. Diese Zeiten sind mit dem Erkranken endgültig vorbei. Man bekommt vom ersten Tag an gesagt was man essen und trinken darf, und was nicht. Man wird selbst quasi zu einem Ernährungsberater für sich selbst. Das sich ständige informieren über Kalorien und der damit verbundenen Wirkung von speziellen Speisen im eigenen Körper. Schnell lernt man auch Schmerzen durch weglassen von Lebensmitteln zu vermeiden. Ganz geschweige von den total überflüssigen Durchfallattacken, die nach einer richtigen Einstellung der Nahrungsaufnahme, sicher der Vergangenheit angehören. Es besteht ein Zusammenhang zwischen der Ernährung und der anschließenden Schwierigkeiten mit der Verdauung. Sofort wichtig ist, zu wissen was einen gut tut und was nicht.

Es ist bekannt, dass ungefähr die Hälfte der Weltbevölkerung entweder an Untergewicht oder an Übergewicht leiden. Beides kann aber auch durch die Nebenwirkungen von Medikamenten verursacht werden. Beides in ausufernder Form kann Lebensbedrohlich sein. Welche Maßnahmen man am besten in die Wege leitet und wer einen dabei hilft, sollte jeden bekannt sein! Eine Einführung und Besprechung durch einen Facharzt wird hierdurch zwingend erforderlich. Man darf wenn man an CED/Collis ulcerosa erkrankt ist, ruhig auch mal fremde Hilfe annehmen. Kein

Mensch muss Untergewichtig oder Übergewichtig sein, wenn er das nicht möchte. Was man aber auch hierbei braucht ist viel Disziplin. Egal ob es sich dabei um die Medikamenteneinnahme, oder um das zählen von Kalorien handelt. Von einem kranken Menschen wird erwartet, dass er sich mit seiner Erkrankung auseinander setzt, um eine weitere Verschlimmerung seiner Situation zu vermeiden.

Ganz klar ist, wer sich mit dem Thema Ernährung konsequent auseinandersetzt, der wird seinen gesundheitlichen Zustand um einiges verbessern können. Wer außerdem noch kritisch mit sich und seiner Umwelt umgeht, der steht am Ende am besten dar. Kochen ist im Grunde nicht schwer, die ganze Ernährung und alles was damit zusammen hängt. Wer noch nie selbst gekocht hat, sollte es schnell lernen. Angst braucht hierbei keiner zu haben. Kochen soll Spaß machen und einen keinen weiteren Stress verursachen. Am Anfang steht wie immer die Information.

Kochbücher und Ratgeber über Ernährung sollten jetzt das eigene Bücherregal schmücken. Wo man solche Bücher erhält und was man alles ausprobieren sollte, erfährt man bei BoD,Amazon,Thalia und Epubli. Außerdem kann man in diesem speziellen Fall auch eine Ernährungsberatung in Anspruch nehmen, die einen dabei hilft, die richtige Auswahl an Nahrung/Bücher zu treffen. Nichts ist mehr wie es vorher war und vieles muss man neu erlernen.

Aber wenn man sich mit der neuen Situation richtig auseinander setzt, sollte es einen danach um einiges besser gehen. Keine Angst vor dem neuen und mit der richtigen Einstellung kocht man im Nu ein tolles, und außerdem noch gesundes Menü. Bevor man sich aber selbst an den Herd stellt, sollten dafür einige Voraussetzungen vorher geklärt werden.

„Ist man geistig und körperlich überhaupt in der Lage selbst zu kochen?"

„Ist man außerdem noch in der Lage selbst die Zutaten dafür zu besorgen?"

„Was kann man überhaupt noch bewerkstelligen?", „und wäre es vielleicht sinnvoller in der jetzigen Situation, jemanden mit der Aufgabe des Kochen zu beauftragen?"

Wenn all diese Punkte geklärt sind, sollte es mit dem Kochen klappen. Im Notfall, falls man sich nicht sicher ist ob man es alleine schafft oder nicht. Sollte man sich einen der Geschwister oder Freunde schnappen, der einen beim Einkaufen und dem anschließenden kochen hilft. Am Anfang sollte man sich leichte Menüs aussuchen, die etwa 15 Minuten Zubereitungszeit haben. Im Volksmund auch bekannt unter „schneller" Küche. Danach mit der Zeit kann man sich Menüs aussuchen, die eine Zubereitungszeit von ungefähr 20-30 Minuten haben. Das Ganze lässt sich natürlich immer weiter ausbauen. Und hierbei nur Gerichte ausprobieren wo man selbst weißt, dass man sie auch gut verträgt. Des Weiteren wäre wichtig alles was man selbst kocht, auch anschließend als Rezept sich aufzuschreiben.

Und dabei mit Veränderungen am Rezept nicht zu geizen! Ruhig einmal Rezepte verändern wenn sie einen danach besser schmecken, oder auch weniger Probleme bereiten (Durchfälle,Bauchschmerzen, Übelkeit,Schübe). Vorbereitung ist alles! Da man am Anfang eh nur kleinere Menüs probiert, braucht es auch nicht viel an Geräten. Später sollte man sich aber doch den einen oder anderen Kochtopf, Pfanne oder gar den Mixer leisten. Ganz wichtig hierbei ist: Ein Mixer sollte zur Grundausstattung gehören. „Warum?", weil der Darm flüssige b.z.w breiige Nahrung besser resorbiert (aufnehmen) kann, und dem Körper die Energie sofort zu Verfügung stellt. Patienten mit CED/Colitis ulcerosa leiden oft an Unterernährung und benötigen daher eine Nahrung die viel Vitaminen enthält und darüber hinaus, sehr schnell vom Körper aufgenommen wird. Als zukünftigen Patienten (CED) sollte man sich darüber im klaren sein, dass Veränderungen nötig werden und diese nicht unbedingt negativ für einen selbst sein müssen. Veränderungen im Leben können das eigene Leben auch um einiges interessanter machen. Und wenn man dann auch noch Unterstützung durch Familie und Freunde erfährt, sollte man dem Ganzen gelassen entgegen schauen. Die Zeit wird zeigen ob die Veränderungen die sich Zwangsläufig durch die Krankheit ergeben, positiv genutzt werden können.

Kapitel 4.
Das kann man selbst gegen CED/Colitis ulcerosa tun.

Da man als Patienten (CED)/Colitis ulcerosa nicht mit seiner Erkrankung alleine gelassen wird, begleitet einen natürlich ein Gastroenterologe/Internist. Dabei braucht bestimmt nicht Erwähnung finden, dass die eigene Mitarbeit als selbstverständlich vorausgesetzt wird.

„Was kann man aber selbst dazu beitragen, wenn man an CED/Colitis ulcerosa erkrankt ist?"

• Man sollte sich unbedingt an den
1. Therapieanweisungen seines Arztes halten.
• Adäquat auf die Symptome der
2. Erkrankung reagieren.
• Es lernen die Krankheit gut zu Managen.

- Es herausfinden welche Lebensmittel einen gut tun und welche nicht.
- Sich zu bemühen körperlich aktiv zu sein und darüber hinaus etwas Sport zu treiben.
- Das Erlernen von Techniken, um besser mit dem Stress umzugehen.
- Essen und Trinken: Ausreichend Wasser trinken, mindestens 2 Liter pro Tag. Am besten dabei Wasser verwenden, dass ohne Kohlensäure auskommt oder zumindest mit nur wenig Kohlensäure angereichert wurde.
- Eine deutliche Reduktion des Getreideverzehr.
- Gesund essen und dabei sollte es leicht und abwechslungsreich sein.
- Vor künstlichen Zusätzen in Speisen und Getränken kann nur gewarnt werden. Diese Zusätze sollte man am besten meiden, weil sie in dringenden Verdacht stehen eine Darmentzündung auszulösen.

Mikronährstoffe: Sind wichtig für eine ausgeglichene Ernährung, leider selten komplett über die Nahrung verfügbar.

Für einen Ausgleich sorgen Mikronährstoffpräparate in Form von Pillen, Pulver oder flüssige Mikronähstoffe. Z. B. bei Amazon von verschiedenen Firmen und in jeder Form erhältlich. Die Mikronährstoffe sorgen erst für eine richtige Verdauung.

Bewegung und Entspannung: Um das Immunsystem zu stärken und zu stabilisieren, sollte regelmäßiger Sport helfen. Um eine Regenration und Erholung zu fördern, sollte man rechtzeitig ins Bett gehen und genügend Schlaf bekommen. Das Fastfood (schnelles Essen) meiden wie der Teufel die Pest! Fastfood verkürzt die eigene Lebenszeit erheblich! Das Essen selbst aussuchen und anschließend selbst zubereiten. Sich ausreichend über die eigene Erkrankung informieren und daraufhin die richtigen Maßnahmen ergreifen.

Tipp: Eine Selbsthilfegruppe könnte am Anfang der Erkrankung sehr hilfreich sein.

Kapitel 5.

Was sollte man auf Reisen Beachten?

Obwohl man CED/Colitis ulcerosa Patient ist möchte man trotzdem gerne mal verreisen, hierbei sollte man aber einiges beachten. In der Remissionsphase sollte das Verreisen kein Problem darstellen, wenn man einige Dinge dabei beachtet. Da Patienten mit CED/Colitis ulcerosa häufig unter Durchfällen leiden, müssen diese für eine ausreichende Flüssigkeitszufuhr sorgen. Deshalb sollte bei Wanderungen,Fahrradtouren und Autofahrten daran gedacht werden, ausreichend Getränke mitzuführen. Dies gilt besonders für Gegenden und Länder mit einer schwachen Infrastruktur. Besonders bei Fernreisen kann die Lebensmittelauswahl sich deutlich von der gewohnten vor Ort (Europa), unterscheiden. Man sollte bei der Speisenauswahl vorsichtig sein, da fremde und unbekannte Lebensmittel möglicherweise nicht vertragen werden. Da Patienten mit CED/Colitis ulcerosa für Darm-Infektionen auslösende Keime anfälliger sind, sollte peinlich darauf geachtet werden, dass hygienisch einwandfreie Lebensmittel verzehrt werden. Vor Reiseantritt sollte man sich daher über die hygienischen Standards des ausgewählten Reiselandes besser informieren, um eine unnötige Keimbelastung zu vermeiden. Besonders in Ländern mit warmen Klima wo nicht die westlichen Hygienestandards herrschen, gilt es einiges zu beachten.

- In Restaurants nur original verschlossene Getränke ohne Eiswürfel trinken.
- Die Aufnahme von Leitungswasser meiden: Zum Kochen,Waschen sowie zum Zähneputzen nur abgepacktes Wasser verwenden.
- Nur frisch gegartes Gemüse essen.

- Obst,Gemüse und Blattsalate mit abgekochtem Trinkwasser (aus Flasche abgepackt) reinigen.
- Obst und Gemüse schälen und kochen.
- Fleisch,Fisch und Geflügel nur in gut durchgegarten Zustand verzerren.
- Milchprodukte und Milch nur in pasteurisierter,sterilisierter oder abgekochter Form verzehren.
- Der Verzehr von Alkohol wird nicht empfohlen.
- Straßenimbisse sollten gemieden werden.
- Speiselokale mit einwandfreier Hygiene bevorzugen.
- Tipp: Medikamente gegen Durchfall immer mitführen.
- Bei Stoma Patienten den Rucksack mit allen Versorgungsartikeln mitführen.

Kapitel 6.

Das Kochen/Die Rezepte.

Am Anfang sollte man sich ganz einfache Rezepte aussuchen, und darüber hinaus sich seiner Vorlieben bewusst sein. Natürlich wird man am Anfang seiner Erkrankung noch nicht genau wissen was man verträgt und was man nicht verträgt. Auch wird dies im erheblichen Maße davon abhängen, in welcher Phase der Erkrankung man sich da befindet. In der Schubphase (Rezidiv) sollte man so wenig wie möglich experimentieren (ausprobieren). Erst wenn man eine Schubphase erfolgreich überstanden hat, sollte man langsam den Körper wieder vertrauen und mit dem „normalen" Essen beginnen. Während Einer Schubphase empfiehlt es sich aber gerade auf feste Nahrung eher zu verzichten, da der

Körper durch die Entzündung im Darm, nur wenig an Nährstoffen aufnehmen kann. In der Schubphase (Rezidiv) kann man viel besser eher flüssig bis breiige Nahrung zubereiten, um den Darm deutlich zu entlasten. Und gleichzeitig zu verhindern, den Darm weiter zu schädigen. Des Weiteren wird eine Therapie mit einer sogenannten Astronautenkost (Fresubin) empfohlen. Sobald aber die Zeit gekommen ist wo der Darm wieder feste Nahrung verträgt, und gleichzeitig die Entzündung rückgängig ist.

Spricht nichts mehr dagegen, sich in Sachen Kochen die ersten Erfolge zu gönnen.

„Wie sollte man hierbei vorgehen?"

1. Für ausreichend Arbeitsfläche sorgen.

2. Für eine saubere Arbeitsfläche sorgen.

3. Für eine entspannte Atmosphäre mit ausreichend Licht und gegebenenfalls etwas Musik sorgen.

4. Für sauberes Wasser sorgen, in Notfall stilles Wasser verwenden.

5. Sauberes Werkzeug

6. (Messer,Gabeln,Kochlöffel,Pfannen und Töpfe.)
7. Für ausreichend frische Zutaten
3. und Gewürze sorgen.
8. Kochschürze und Stoppuhr.
9. Bücher und Zeitschriften mit
4. Rezepten
10. Ausreichend Lappen und
5. Küchenrollen.
11. Abfalleimer und Tüten für den Müll.

Wenn man am Anfang nur einen Bruchteil der Dinge Zuhause hat, ist das halb so schlimm. Mit der Zeit wird man sich den Rest der Dinge einfach im Laden um die Ecke besorgen. Dabei ist die Reihenfolge wie man anfangen sollte immer gleich! Zuerst macht (kauft) man sich einen Kalender, in den man sich die Menüs für die gesamte Woche einträgt. Von Montag bis Sonntag. Ganz wichtig hierbei ist aber auch, keine der Mahlzeiten zu vergessen. Soll heißen: Frühstück,Mittagsessen, Abendbrot,Kaffee oder Teezeit und Zwischenmahlzeit. Natürlich darf man die eigenen Gewohnheiten hierbei berücksichtigen. Das bedeutet: Wenn man gewohnt war zwei Mal am Tag zu frühstücken, es einen überlassen wird, ob er das beibehält oder doch lieber ändert. Ganz wichtig bei der Erstellung eines Essensplan ist auch: Möchte man abnehmen,zunehmen oder gar nur das Gewicht halten! Besonders wichtig die Phase/Stufe in der man sich gerade befindet, Schub frei oder im Schub.

Auch sehr wichtig die Zeit wann gegessen werden soll, es sollte immer die gleiche Zeit sein, damit der Körper immer ausreichend mit Nährstoffen versorgt wird und auch nicht (verrückt) spielt! Empfohlen wird nicht mehr nach 19 Uhr zu essen, da das den Darm zusätzlich belasten könnte! Was außerdem noch einen Einfluss auf die Zeit der Nahrungsaufnahme haben könnte, sind die Medikamente die man einnimmt. Vorweg: Jeder sollte selbst entscheiden ob er sich „gesund" ernährt oder nicht! Es sollte auch jeden klar sein, dass er durch eine sehr ungesunde Ernährung seine Lebenszeit, deutlich verkürzt! Sollte man sich aber für eine „gesunde" Ernährung einmal entschlossen haben, steht dem neuen Abenteuer (Kochen) nichts mehr im Weg. Die Rezepte die ausgesucht wurden dienen nur als Beispiel, man kann (sollte) natürlich die Rezepte so verändern, dass man diese selbst verträgt. Man fängt für gewöhnlich den Tag mit einem Frühstück an, es gibt aber auch Zeitgenossen die das Frühstück weglassen und später am Tag nachholen.

„Wie sollte ein gesundes Frühstück aussehen?"

1.   Rezept: Gesundes Frühstück.

Zutaten:

1 Mango

1 Apfel

2 Erdbeeren

½ Banane

4 Esslöffel Magerquark

4 EL Mineralwasser mit Kohlensäure

2 EL Haferflocken

2 EL Leinsamen geschrotet

Zubereitung: Arbeitszeit ca. 5 min. Schwierigkeitsgrad: Simpel. Kalorien: Keine Angabe.

Das Obst waschen, schälen und klein schneiden. Die übrigen Zutaten auf zwei Müslischalen verteilen, das Obst drauf geben und alles mischen. Je nach Jahreszeit können auch andere Obstsorten verwendet werden.

2. Frühstücks-Porridge mit Früchten.

Zutaten:

80g Haferflocken oder Früchtemüsli/ohne Zuckerzusatz!

1 kleiner Apfel

1 kleine Banane

350ml Wasser (mit/ohne Kohlensäure

1 Spritzer Süßstoff oder etwas Zucker

100g Yoghurt

1 Teelöffel gehäuft Nüsse,Kerne oder Leinsamen

Zubereitung: Arbeitszeit ca. 5 min. Koch/Backzeit ca. 5min. Ruhezeit ca. 5 min. Schwierigkeitsgrad: Simpel.

Kalorien p.P ca. 500 kcal.

Das Müsli oder die Haferflocken in eine mikrowellengeeignete Schüssel geben. Darauf den geschälten und in kleine Stücke geschnittenen Apfel verteilen. Das Ganze (ca. 300-400 ml) begießen, bis die Apfelstücke etwa zur Hälfte bedeckt sind. Wer mag gibt hier schon einen Spritzer Süßstoff oder etwas Zucker hinzu. Das Ganze kommt anschießend für ca. 4 Minuten bei mittlerer Stufe (ca. 600 Watt) in die Mikrowelle. Am besten einen geeigneten Mikrowellendeckel drauflegen. Danach noch ein paar Minuten ziehen lassen, am Ende müsste das Wasser nahezu ganz aufgezogen, die Äpfel weich und das Müsli gequollen sein. Zum Schluss die Banane in Stücke schneiden und untermischen. Meine Person mag es gerne cremig und mischt noch etwas Joghurt unter. Wer möchte kann und darf noch Nüsse,Leinsamen (sehr gut für die Verdauung) oder Körner hinzufügen.

3. **Frühstücks Smoothie.**

Zutaten:

1 Banane

2 Kiwis

1 Handvoll Babyspinat

1 Handvoll Himbeeren

1 TL Chiasamen

Zubereitung: Arbeitszeit ca. 10 Min. Schwierigkeitsgrad: Simpel. Kalorien p.P: Keine Angabe.

Alle Zutaten kommen in den Mixer. Anschließend bis ca. der Hälfte der Mischung mit Wasser auffüllen und mixen. Nach dem Pürieren kann bei Bedarf noch Wasser nachgefüllt werden. Die Himbeeren vor pürieren ein bisschen Honig oder Zucker hinzugeben, und darin die Chiasamen über Nacht ziehen lassen. So kann man auch mehr machen für mehrere Tage. Dieser Smoothie wird sehr gut vertragen und darüber hinaus schmeckt er auch noch sehr lecker.

4. Fleischkäse Sandwich.

Zutaten:

1 Brötchen/Baguettebrötchen oder Käsebrötchen

1 EL Remoulade

1 Scheibe Fleischkäse-Aufschnitt

1 Tomate (2 Scheiben davon)

1 Ei (3 Scheiben davon)

1 Blatt Eisbergsalat

Zubereitung: Arbeitszeit: 5 Min. Schwierigkeitsgrad: Simpel. Kalorien p.P: Keine Angabe. Das Brötchen aufschneiden und beide Hälften mit Remoulade bestreichen. Mit Eisbergsalat, Tomate, Ei und dem Fleischkäse belegen und zusammenklappen.

5. Leichtes Mittagsessen.

Zutaten:

150g Rinderfilet in dünne Scheiben geschnitten.

5 EL Sojasauce

2 EL Sherry

200g Zuckerschote

1 TL Öl

1 Mango

Cayennepfeffer

1 El Sesam

Salz

Zubereitung: Arbeitszeit ca. 15 Min. Schwierigkeitsgrad: Simpel. Kalorien p.P: Keine Angabe. Das Rindfleisch mit Sojasauce und Sherry beträufeln. Die Zuckerschoten putzen und in Stücke schneiden. In kochendem und gesalzenem Wasser etwa 4 Min garen und anschließend abgießen. Das Fleisch kurz in Öl (Rapsöl) anbraten. Die Mango schälen und in kleine Stücke schneiden. Mango-Stücke zusammen mit den Zuckerschoten zufügen und kurz mit braten. Mit Sojasauce und Cayennepfeffer abschmecken. Anrichten und mit Sesam betreuen. Dazu etwas Reis reichen.

6.   Leichtes Mittagsessen:
Quinoa-Gemüse-Pfanne:

Zutaten:

200g Quinoa

2 Paprikaschoten

1 mittlere Zucchini

6 Champignons

1 EL Olivenöl

1 EL Ajvar (scharf)

1 EL Tomatenmark

Salz und Pfeffer

Zubereitung: Arbeitszeit ca. 20 Min.
Koch/Backzeit: Ca. 25 Min.
Schwierigkeitsgrad:Simpel. Kalorien p.P: Ca.
500 kcal. Quinoa nach Packungsanleitung garen. Währenddessen Gemüse waschen und sehr klein würfeln. In einer Pfanne die Gemüsewürfel in dem Olivenöl ca. 5 bis 8 Min anbraten. Das Gemüse sollte noch Biss haben. Sobald der Quinoa fertig gegart ist, zum Gemüse in die Pfanne geben und gut vermengen. Zum Schluss das Ajvar,Tomatenmark und das Salz und Pfeffer

nach Geschmack hinzugeben. Dabei gut verrühren. Es können natürlich auch noch andere Kräuter und Gemüsesorten hinzugegeben werden.

7. Toast als leckeres Abendbrot.

Zutaten:

8 Scheiben Toastbrot (Vollkorn)16 Scheiben Wurst, z. B. Salami, Lyoner, Mortadella, Schinken

8 Scheiben Käse, z. B. Gouda oder Maasdamer

1 Dose Champignos

Einige Frühlingszwiebeln

4 Tomaten

Pizzagewürz, Kräutersalz,Pfeffer,Remoulade

Zubereitung: Arbeitszeit: Ca. 15 Min. Koch/Backzeit: Ca. 15 Min. Schwierigkeitsgrad: Simpel. Kalorien p.P: Keine Angabe.

Zuerst das Toastbrot toasten und dann mit Remoulade bestreichen. Auf jedes Brot 2 Scheiben Wurst nach Wahl legen. Darauf kommen 4 Scheiben Tomaten.

Frühlingszwiebeln waschen und in Ringe schneiden. Champignons abgießen und nach bedarf klein schneiden. Beides kurz anbraten und mit Pizzagewürz, Kräutersalz und Pfeffer würzen. Mischung recht mittig auf die Tomatenscheiben geben. Jeweils eine Scheibe Tomaten darauf legen. Im auf 150 Grad Umluft vorgeheizten Backofen ca. 15 Minuten überbacken.

8. Gesundes Abendbrot.

Zutaten:
1 Scheibe Brot (Körner)
1 Ei, hartgekocht
8 Scheiben Tomate
8 Scheiben Salatgurke
1 dünne Lauchzwiebel
50g Kräuterquark
1 TL gehäuft Senf (Dill Senf)
Salz und Pfeffer (schwarzer)
Chiliflocken
Zubereitung: Arbeitszeit ca. 10 Min. Koch/Backzeit ca. 8 Min. Schwierigkeitsgrad:

Simpel. Kalorien p.P:Keine Angaben. Das Ei in kochenden Wasser in ca. 7 Min hart kochen, abkühlen, pellen und in Scheiben schneiden. Gurke mit (Schale) in Scheiben schneiden. Tomate halbieren den Stielansatz entfernen, und in Scheiben schneiden. Lauchzwiebeln in feine Röllchen schneiden. Die Brotscheibe mit Senf bestreichen, den Kräuterquark darauf verteilen. Auf den Quark die Ei Scheiben legen und würzen. Über das Brot und am Tellerrand nun die Gurken und Tomaten Scheiben nett anrichten und würzen. Alles mit den Lauchzwiebel- Röllchen bestreuen.

9. Zwischenmahlzeit.
Joghurt mit Früchten und Hirse.
Zutaten:
1 Becher Naturjoghurt (1,5% Fett)
2 Bananen
1 Apfel
Einige Weintrauben
1 Handvoll Müsli (nach Geschmack)

1 Tasse Hirse

2 Tassen Wasser

Eventuell ein wenig Honig

Zubereitung: Arbeitszeit: Ca. 5 Min. Ruhezeit: Ca. 20 Stunden. Schwierigkeitsgrad: Simpel. Kalorien p.P: Keine Angabe.

Die Hirse in 2 Tassen Wasser ca. 5 Min. kochen, danach vom Herd nehmen und ca. 10 Min. ausquellen lassen. Danach abkühlen lassen. Das Obst klein schnippeln und mit Joghurt, Hirse und Müsli in eine Schüssel geben. Alles gut vermengen und genießen. Nach Belieben mit Honig süßen.

10. Einfache Zwischenmahlzeit.

Zutaten:

1 Apfel

1 Birne

1 Banane

1 Flasche Kakao

1 Powerriegel

11.   Schopska Salat

Zutaten:

3 Tomaten

1 Gurke

4Paprikaschoten (entkernt,gehäutet, geröstet)

1 Zwiebel

150g Schafskäse

Petersilie, Essig, Öl, Salz

Zubereitung: Arbeitszeit: Ca. 15 Min. Schwierigkeitsgrad: Simpel. Kalorien p.P: Keine Angabe. Die Tomaten,Gurken,Zwiebeln und Paprika klein schneiden und mit dem Öl, Salz und Essig abschmecken. Danach mit dem geriebenen oder zerkleinerten Käse, und mit der fein gehackten Petersilie bestreuen und anrichten. Dieser Salat kann natürlich zu jeder Tageszeit serviert werden.

Die Rezepte die von meiner Person ausgesucht wurden, wurden in der Remissionsphase von mir gut vertragen. In der Rezidivenphase aber, bekam ich nur Flüssignahrung oder eine breiige, eben eine leichte Kost. Man sollte seinen Körper gerade in der Phase von man wenig verträgt (Rezidiv), nicht überfordern! Danach wenn die Entzündung im Darm rückgängig ist, den Körper wieder langsam an das „normale" Essen gewöhnen. Dabei sollte man sich aber nicht von kleineren Rückschlägen beeindrucken lassen. Die Rückschläge sind ganz normal, oft hängen sie in Verbindung mit Stress,Medikamenten und unserer Umgebung zusammen.

Wenn man aber beim Essen keine große Fehler macht, sich bald doch eine deutliche Verbesserung des allgemein Zustands einstellen sollte. Natürlich sollte man als CED/Colitis ulcerosa Patient sich auch mal die Mediterrane Küche anschauen. Die Rezepte hierfür findet man sicherlich auch im Internet. Hervorzuheben sei hierbei, dass in der Mediterranen Küche vorzugsweise Fisch und Geflügel verwendet wird. Gerade wegen der Remissionserhaltung wird der Nahrung Fisch eine wichtige Rolle zu teil. Fisch ist reichhaltig an Eisen, Eiweiß und Omega 3 Festsäuren und sollte deshalb mindestens 2 Mal pro Woche auf dem Speiseplan stehen.

Kapitel 7.

Verdaulichkeit von Gemüsesorten.

Wenn man über „gesunde" oder „ungesunde" Ernährung spricht, sollte man sich vor Augen halten, dass es die „gesunde" Ernährung in Wahrheit gar nicht gibt! Wir sind alle Individuen und jeder Organismus reagiert natürlich anders. Dabei gibt es Nahrungsmittel die mehr Vitamine enthalten und welche die den Körper weniger belasten. Aber dabei sofort von „gesund" zu sprechen, wäre etwas weit her geholt. Wenn man sich aber abwechslungsreich ernährt und ein wenig darauf achtet was man zu sich nimmt, es der Körper einen bestimmt nicht übel nimmt. Nachfolgend eine Auflistung der Gemüsearten nach der Verdaulichkeit leicht oder schwer. Jeder sollte selbst herausfinden welche Nahrungsmittel er verträgt oder nicht.

Gemüsesorten schwer verdaulich.

Weißkohl

Grünkohl

Rosenkohl

Gurkensalat (roh)

Sauerkraut

Rotkraut

Knoblauch,Zwiebeln,

Hülsenfrüchte (Bohnen,Erbsen,Linsen)

Lauch (Porree)

Pilze

Rettich

Radieschen

Wirsing

Rohes Steinobst (Kirschen,Pflaumen)

Gemüse leicht verdaulich

und gedünstet bevorzugt.

Delikatessbohnen

Wachsbrechbohnen

Blumenkohl

Chinakohl

Chicoree

Zucchini

Broccoli

Geschmorte Gurken

Kohlrabi

Spinat

Spargel

Schwarzwurzeln

Tomaten

Möhren

Fenchel

Rote Bete

Blattsalate (Blatt-, Eisbergsalat)

Diese Liste dient nur zur Orientierung und sollte gut studiert werden! Mann sollte aber immer darauf achten was man verträgt und wann man es essen kann. Rohkost ist immer etwas schwerer verdaulich, aber gehört sicher zu einer ausgewogenen Ernährung dazu. Nehmt 4 Mal Obst und Gemüse am Tag, möglichst frisch und kurz gegart. Damit sollte man reich mit Vitaminen,Mineralstoffen sowie Ballaststoffen versorgt sein. Ein Vitamin-Nährstoffmangel sollte unbedingt vermieden werden, da dieser möglicherweise zu einen weiteren Schub führt. Welche Nähstoffe und Vitamine man besonders braucht, und welche Aufgaben sie erfüllen, folgen im Anschluss.

Wichtige Vitamine und Nährstoffe:

Vitamin-A: Ist notwendig für die Wundheilung, Immunabwehr und den Sehvorgang. Ursache für einen Vitamin-A-Mangel könnte eine gestörte Fettaufnahme sein. Vitamin-A ist in Margarine, Butter, Leber, Aal, Thunfisch, Käse und in Obst und Gemüse als (Beta-Carotin).

Vitamin-B12: Ist für die Zellteilung, Zellwachstum und die Bildung roter Blutkörperchen verantwortlich. Mangelsymptome sind psychische Veränderungen und Blutarmut. B12 ist in Fisch, Milch, Milchprodukten und Sauerkraut vorhanden.

Vitamin D: Ist für den Knochenstoffwechsel sehr wichtig, kann bei Störung Knochenschmerzen und Muskelschmerzen verursachen. Kann bei einem Mangel bis zu einer Osteoporose führen. Vitamin-D ist in Margarine,Leber,Makrele,Hering und Eigelb enthalten. Der Körper kann bei einer ausreichenden Sonnenbestrahlung, auch selbst Vitamin-D herstellen.

Vitamin K: Ist für den Knochenstoffwechsel und der Blutgerinnung wichtig. Bei Mangel könnten Blutungen an den Schleimhäuten,eine Störung der Blutgerinnung und eine Störung des Knochenaufbaus die Folge sein. Vitamin-K ist in grünem Gemüse, Eier,Milch und Milchprodukten,Getreide und Obst enthalten. Wichtig bei Vitamin-K zu wissen: Es kann durch die Einwirkung von Tageslicht zerstört werden.

Folsäure: Ist gut für die Zellteilung,Neubildung und der Bildung von roten Blutkörperchen. Bei Mangel besteht die Gefahr einer Blutarmut (Anämie), und Blutungen der Schleimhäute. Des Weiteren besteht die Gefahr einer Immunschwäche und des Darmkrebs. Einen hohen Alkoholkonsum sollte man unbedingt vermeiden, da dieser zu einer Folsäure Unterversorgung führt. Folsäure ist enthalten in Spinat, Gurke, Orangen, Weintrauben, Weizenkeimen,Sojabohnen,Tomaten,Brot und Backwaren (Vollkornmehl),Kartoffeln, Leber,Fleisch,Eiern,Milch und Milchprodukten.

Eisen: Ist für die Immunabwehr und den Sauerstofftransport im Blut verantwortlich. Bei Mangel verantwortlich für eine Anämie (Blutarmut), Kopfschmerzen,Müdigkeit, Schwindel,Herzrasen,Luftnot, und verminderte Leistungsfähigkeit. Oftmals auch folgende Symptome wie Haarausfall,Kribbeln und eine gewisse Taubheit in Händen und Füßen. Des Weiteren verantwortlich auch für, das „Restless-Legs-Syndrom" (Zappelbeine).

Magnesium: Wichtig für die Muskelkontraktion, Elektrolythaushalt und Energiestoffwechsel. Bei Mangel strömen Kaliumionen aus den Zellen und gehen über den Urin verloren. Die Folgen daraus könnten eine Störung der Erregbarkeit des Herz- und Skelettmuskels sein. Magnesium Lieferanten sind: Leber,Geflügel,Fisch,Sojabohnen,Beeren,Obst, Orangen,Bananen,Milch und Milchprodukten,Vollkorngetreide (Produkte) ,Naturreis und grünes Gemüse. Kalzium: Wird für die Nerven und Muskelfunktion, Blutgerinnung,Zellteilung, Knochenstoffwechsel und die Herz-Nieren,Nerven,Lungen und Muskelfunktion benötigt. Bei Mangel führt das zu Osteoporose und Muskelkrämpfen. Enthalten ist Kalzium in einigen Gemüsearten wie Grünkohl, Fenchel,Brokkoli,Lauch und Milch und Milchprodukten enthalten. Des Weiteren in Mineralwasser enthalten.Kalium: Wichtig für die Nervenerregbarkeit,Blutdruckregulation, Herz- und Muskelfunktion und den Energiestoffwechsel und Elektrohaushalt. Bei Mangel besteht die Gefahr einer Funktionsstörung des Herzens,Verstopfung,Muskelschwäche und

Darmlähmung. Kalium besonders enthalten in Magermilchprodukten,Trockenobst, Kakao Getränken Vollkornprodukten,Champignons, Spinat, Avocado,Aprikosen,Kartoffeln und Bananen.

Zink: Wird benötigt für das Immunsystem,Immunabwehr,Zellteilung, Wundheilung,Haut,Haare,Geschmacksempfinden,Appetit,Regenerationsprozesse, Nachtsehen und der sexuellen Entwicklung. Bei Mangel besteht z. B. Gefahr von Magersucht,Gewichtsverlust,Geschmacksstörungen,Nachtblindheit,erhöhter Infektneigung,Durchfall,Potenzstörungen, Hautentzündungen,Wundheilungsstörungen, Wachstumsstörungen,Skelettdeformationen, Störung der sexuellen Reifung und Potenzstörungen. Zink ist enthalten in: Geflügel,Rindfleisch,Schweinefleisch,Eiern, Milch,Käse,Kakao,Austern,Mohn,Leber,Weizen ,Hafer,Paranüssen,Cashewkernen und Sonnenblumenkernen enthalten.

Zusammenfassung: Bei einer Erkrankung mit Morbus Crohn (CED)/Colitis ulcerosa kann es vermehrt zu Mangelerscheinungen kommen. Als Patient sollte man daher regelmäßig sein Blut untersuchen lassen, um gegebenenfalls frühzeitig gegen zu steuern. Sollte eines der Vitaminen-Nähstoffe nicht zu genüge über die Nahrung zugeführt werden, sollte in Absprache mit den behandelnden Arzt, die Einnahme eines Zusatzpräparats überprüft werden.

Ein Vitaminmangel-Nährstoffmangel sollte unter jeden Umständen vermieden werden, da dieser für Schübe und ein erneutes Ausbrechen der Krankheit, verantwortlich sein kann. Oft wird ein Vitaminmangel oder Nährstoffmangel durch die Einnahme von Medikamenten hervorgerufen. Obwohl die Ernährung bei chronischen Erkrankungen wie CED und Colitis ulcerosa, sehr wichtig ist, gibt es bis heute keine Diät. Es besteht aber eine Beziehung zwischen der Nahrungsaufnahme und CED (Chronische Entzündung des Darms).

Wer bei der Ernährung eklatante Fehler macht muss sich am Ende nicht darüber wundern, wenn er chronisch krank wird. Es kommt auch darauf an, wie man sich ernährt und was man zu sich nimmt! Isst man z. B. zu oft das Fastfood (schnelles Essen), ist es schon fast vorprogrammiert, dass es einen am Ende erwischt. Die Ursachen dafür sind meistens die fehlende Zeit um selbst kochen zu können. Die Zweite Ursache dafür ist die fehlende Lust selbst sich in die Küche zu bewegen, um das eigene Gericht zu kochen.

Die dritte und auch vorerst letzte Ursache könnte sein, dass man alles ignoriert, weil man es einfach nicht besser weißt. Am Ende kommt es auch darauf an wie schnell man seine eigene Situation erkennt, und dementsprechend schnell entgegenwirkt. Wer einen Vitamin- und Nähstoffmangel hat, sollte ihn ausgleichen. Wer einen Vitamin- und Nähstoffmangel verhindern möchte, sollte sich abwechslungsreich ernähren. Sollte ein Vitamin- und Nährstoffmangel schon bestehen, kann das in Absprache mit dem Arzt, durch Nahrungsergänzungsmittel wieder ausgeglichen werden. Es kommt vielmehr darauf an in welcher Phase man sich gerade befindet, und was man dabei an Lebensmitteln verträgt. Eine Lebensmittelunverträglichkeit kann durch die verminderte Fähigkeit des Dick- und Dünndarms kommen, die Vitaminen und Nähstoffe aufzunehmen. Des Weiteren spielen sicher auch die Medikamente eine Rolle, die man zu sich nehmen muss.

Medikamente haben bekannterweise neben den erfreulichen Wirkungen der Linderung, auch Nebenwirkungen. Diese Nebenwirkungen können unter anderem auch heftige Durchfälle verursachen. Eine Überdosierung mit Medikamenten sollte in jedem Fall verhindert werden! Die immer den Medikamenten beiliegende Packungsbeilage sollte stets durchgelesen und besser auch verstanden werden. Bei Fragen sollte man immer zuerst seinen Arzt konsultieren, da der

Arzt die Situation am besten beurteilen kann. Sollte eine allgemeine Besserung eintreten, kann man mit dem behandelnden Arzt über eine Reduzierung der Medikation sprechen. Keiner sollte unnötig lang Medikamente einnehmen. Bemerkung: Eines noch zum Thema Arzt. Der Arzt hat nicht immer Recht und er ist auch nicht derjenige, der sich mit den Medikamenten herumschlagen muss. Dinge zu hinterfragen und alles zu prüfen bevor man sich in Abhängigkeit von Ärzten und Medikamenten begibt. Keiner kennt dich so gut wie du dich selbst. Bekomme ein Gespür dafür, wer dir gut tut und wer nicht. Die beste Therapie für dich, die gibt es nicht, am besten ist es überhaupt keine Therapie nötig zu haben. Entscheide selbst bevor andere für dich entscheiden. Das solltest du dir unbedingt merken!

Kapitel 8.

10 Unschlagbare Gründe endlich „gesund" zu essen.

Die größte Motivation für eine „gesunde Ernährung sollte für dich sein, dass es dir anschließend wieder besser geht. Und deine Unverträglichkeit wieder verschwindet. „Ist dir das nicht motivierend genug?" Dann geht es dir wohl nicht schlecht genug oder du hast dich daran gewöhnt mit täglichen Bauchkrämpfen zu leben. Keine Angst, es gibt noch einiges mehr an Motivation für „gesunde" Ernährung und um die Ernährungsumstellung anzugehen. Denn wenn du deine Ernährung auf bekömmlich und gesund umstellst, passieren folgende Dinge:

1. Du bist fitter und hast mehr Energie: Mit einem „gesundem" Essen versorgst du deinen Körper mit allen wichtigen Nährstoffen,Vitaminen und sekundären Pflanzenstoffen. Diese liefern deinem Körper Energie und schützen ihn außerdem noch vor Krankheitserregern. Für dich bedeutet das: Du fühlst dich fitter und voller Energie, und du kommst morgens besser aus dem Bett. Du bist einfach ausgeglichener.

2. Du fühlst dich wohl in deinem Körper:Mit genügend Energie fühlst du dich wohler in deinem Körper. Du musst dich auch nicht müde durch den Tag schleppen. Wenn du isst was dir bekommt, verschwinden deine Beschwerden. Wenn dich Bauchschmerzen seit Jahren begleiten, wirst du überrascht sein, wie gut sich ein Tag ohne Beschwerden anfühlt.

3. Du beugst Mangelerscheinungen vor: Hast du brüchige Nägel, fühlst dich antriebslos oder bist oft krank? Das gehört ab sofort der Vergangenheit an, wenn du

„gesund" isst! Denn dann versorgst du dich mit allen wichtigen Vitaminen, Nähr- und Mineralstoffen. Mangelerscheinungen können auch durch einen kranken Magen oder Darm entstehen. Wenn die beiden geschwächt sind, können sie Vitamine, Nähr- und Mineralstoffe nicht mehr komplett aufnehmen und dem Körper zur Verfügung stellen. Ein kranker Darm kann auch die Ursache für Unverträglichkeiten sein und so kann es bei einer Unverträglichkeit zu Mangelerscheinungen kommen.

4. Du wirst seltener krank: Gesundes Essen stärkt mit Vitaminen und Spurenelementen die Abwehrkräfte. Vor allem Vitamin C und Zink unterstützen die Abwehrkräfte besonders. Vitamin C steckt z. B. in Zitrusfrüchten und grünem Blattgemüse. Zink z. B. in Paranüssen,Kürbiskernen und Avocado. Übrigens liegt der Großteil des Immunsystems im Darm. Durch die Unverträglichkeit ist er gereizt und womöglich mit vielen schlechten Darmbakterien

bewohnt. Wenn du oft krank bist, kann sich eine Darmreinigung lohnen. Gesundes Essen wirkt sich auch positiv auf deinen Darm aus. Mit einer gesunden Ernährung senkst du auch das Risiko an einer chronischen Krankheit zu erkranken. Dabei kann Diabetes Typ 2 entstehen, wenn du zu viel Zucker isst. Auch das Herz und die Leber können durch zu viel Zucker und Fett krank werden. Die Auswirkung von ungesunder Ernährung zeigt sich oft erst nach Jahrzehnten. Deshalb zählt die Ausrede nicht, dass du dich gerade fit und gesund fühlst.

5. Tschüss Unverträglichkeit: Wie wäre es, wenn du wieder alles essen könntest, was du möchtest? Das ist eine gewagte Aussage, das gebe ich zu. Doch das ist mein Ziel: Alles essen zu können, was ich möchte, ohne Beschwerden zu bekommen. Wenn du dir jetzt mich mit einem Berg aus Sahnetorte,Chips und Schokolade vorstellst, dann vergiss das Bild direkt wieder. Denn das was ich essen möchte, verschiebt sich

immer weiter weg davon. Ich möchte Nahrung essen die gesund ist und dich nicht direkt auf die Toilette schickt. Es heißt nicht unbedingt, dass die Unverträglichkeit verschwunden sein muss. Aber du hast sie so im Griff, dass du sie zeitweise vergisst, und auch mal etwas unverträgliches essen kannst.

6. Du bist konzentriert und leistungsfähig: Kämpfst du am Nachmittag regelmäßig gegen Müdigkeit an? Dann freue dich auf den Effekt von gesundem Essen. Es schenkt dir Energie, statt sie dir für die Verdauung zu rauben. Mit der neu gewonnen Energie kannst du dich besser auf deine Arbeit konzentrieren, dich besser organisieren und kannst außerdem mehr erledigen.

7. Du lernst den natürlichen Geschmack wieder kennen: „Was das für ein Vorteil sein soll?" Wenn du dich wirklich wieder daran gewöhnst, wie gesund und frische Lebensmittel schmecken, werden dir Süßigkeiten und Fertigprodukte mit Aromen,Zusatzstoffen und Geschmacksverstärker,

wie von alleine nicht mehr so gut schmecken. Mit der Zeit wirst du Fertigprodukte gar nicht mehr essen wollen, weil sie unnatürlich schmecken. Auch Süßigkeiten wirst du lässig die kalte Schulter zeigen können, weil sie dir zu süß sind. Na gut, ein bisschen was geht. Aber ein kleines Stück wird dir reichen. Mehr ist einfach zu süß.

8. Du entdeckst neue Rezepte und Lebensmittel: „Du schiebst die Ernährungsumstellung vor dir her, weil du nicht weißt, was du kochen sollst?" „Weil du deine Lieblingslebensmittel nicht mehr verträgst und nicht weißt, was du essen sollst?" Dann stehst du vor zwei Hürden: Hürde Nummer eins: Neue Rezepte suchen. „Und wo bekomme ich die überhaupt her?" Bei Chefkoch.de

Hürde Nummer zwei: Neue Rezepte ausprobieren und sich an neue Geschmäcker gewöhnen. Das ist natürlich aufwendig und lästig. Lösung Nummer Zwei: Raus aus der Komfortzone, eine Freundin schnappen und gemeinsam Rezepte ausprobieren. Anfangs kostet es dich ein wenig Überwindung, dich an neue Rezepte und Lebensmittel heranzutrauen. Aber du wirst sehen, wie viel Spaß es macht, neue Lebensmittel auszuprobieren. Und wie bereichernd es ist, plötzlich viel mehr verschiedene Lebensmittel zu kennen.

9. „Hättest du gerne glänzendere Haare?" Unreine Haut und matte Haare können ein Zeichen für Mineralstoffmangel sein. Mit gesunder Ernährung gleichst du ihn aus und stellst deinem Körper Vitamine, Spurenelemente und sekundäre Pflanzenstoffe zur Verfügung. Damit kann er dafür sorgen, dass du frisch und jugendlich aussiehst. Wenn das keine Motivation für gesunde Ernährung ist, weiß ich auch nicht.

10. Du wirst selbstbewusster: Um dich an deine neue und gesunde Ernährung zu halten, brauchst du Durchhaltevermögen und Disziplin. Wenn du die aufbringst, kannst du stolz auf dich sein. Auch durch dein gesundes

Aussehen und deine neue gewonnene Energie polierst du dein neues Selbstbewusstsein auf.

Tipp: Du kannst nicht so viel essen, dass es „gesund" wäre, bis es wirkt. Glaube immer an das was du machst, dann klappt es auch. Ohne diesen Glauben an die Sache (Ernährung) wird es nicht gehen. Hauptsache ist doch, dass du dich dabei wohl fühlst.

Kapitel 9.
Die eigene Geschichte/Erfahrungen.

Ich erhielt vor 15 Jahren die Diagnose Morbus Crohn. Ab diesen Tag änderte sich mein Leben schlagartig. Das was Gestern noch „normal" war, war es nun nicht mehr. Alles befand sich auf dem Prüfstand und Veränderungen gehörten ab sofort zum Alltag. Jeden Tag bekam ich eine neue Hiobsbotschaft und meine Zukunft stand zur Debatte! Man kann sich schwer vorstellen wie sich jemand fühlt, der nicht weißt ob er überhaupt noch eine Zukunft erlebt! Die ersten Tage mit Morbus Crohn (CED) waren für meine Verhältnisse sehr verwirrend und anstrengend. Meine Person hatte nie zuvor etwas über Morbus Crohn erfahren oder gehört. Totales Neuland für meine Wenigkeit und dem entsprechend aufregend stellte sich meine Situation dar. Krankenhäuser, Ärzte,Krankenschwestern und Pfleger sollten ab nun an meinen Lebensweg mitbestimmen und entscheidend mitgestalten. Vor meiner Erkrankung mit Morbus Crohn hatten diese Personengruppen, keine Bedeutung im meinen Leben. Wer hätte schon voraussagen können, dass sich das eines Tages schlagartig ändern sollte. Mein Leben vor meiner Erkrankung mit CED, würde man heute als „normal" bezeichnen.

Mein Leben mit CED und das vor allem am Anfang der Erkrankung, eher als chaotisch! „Warum chaotisch?"

Weil es so plötzlich kam und man keine Zeit der Vorbereitung hatte. Weil sehr schnell sich eine Art Überforderung,Zermürbung und Resignation einstellte. Die vielen Untersuchungen der meine Person ausgesetzt wurde, nicht immer eine gute Nachricht (Diagnose) nach sich zogen. Viele Untersuchungen wurden auch mehrmals notwendig, da sich keine Besserung des Allgemeinzustandes einstellen wollte. Am Anfang meiner Erkrankung erschienen mir die Ärzte überfordert und schlecht ausgebildet. 15 Jahre Später stellt sich in der Gegenwart ein viel positiver Eindruck dar. Man darf es kaum glauben aber alle Beteiligte, meine Person inklusive, lernten offensichtlich in 15 Jahren deutlich dazu. Natürlich entwickelte sich die Medizin in diesen Jahren weiter, und neue Medikamente kamen zur Anwendung.

Die Zeit ist wenn man über eine Erkrankung spricht also ein sehr wichtiger und ein nicht zu unterschätzender Faktor. Tatsächlich musste erst viel Zeit vergehen bis meine Person dazu lernte, um Ursache und Wirkung zu verstehen. Die Zusammenhänge zu erkennen und die richtigen Schlüssel daraus zu ziehen. Am Anfang meiner Leidenszeit führte jede Information und Diagnose zur Irritation und Verunsicherung. Mit den Jahren lernte aber meine Person richtig und besser damit umzugehen. Vielleicht lag es auch daran, dass ich gezwungen wurde mich mit meiner Erkrankung und meiner neuen Lebenssituation auseinander zu setzen. Mein Körper stellte sich irgendwann nach vielen Monaten des Leidens, sich auf einen Überlebenskampf um. Da meine Person im Laufe der Zeit sich vielen Operation unterwarf, darunter auch die eine oder andere Notoperation war. Entschied sich mein Körper und mein Geist zu kämpfen.

Dieser Zustand des Überlebenskampf und des Kämpfen änderte sich erst, als die Operation aufhörten. Mit zunehmender Genesung führte mein Körper die Stresshormone zurück. Rückblickend kann man sagen, es war eine sehr schwierige und komplizierte Zeit, aber dabei sehr lehrreich. Es ist kaum möglich mit Worten zu beschreiben, wie sehr sich meine Person, in dieser schwierigen Zeit veränderte. Egal ob es sich dabei über die Medikation,Behandlung,Umgang mit Ärzten und Pflegepersonal oder Ernährung handelt.

Das Wissen was man sich im Laufe der Zeit aneignet ist enorm. Gerade im medizinischen Bereich und ernährungstechnisch enorme Fortschritte gemacht wurden. Wobei das Thema Ernährung meine Wenigkeit schon immer interessierte, aber nicht in dieser speziellen Art und Weise. Meine medizinischen Kenntnisse waren vor meiner Erkrankung sehr eingeschränkt (kaum vorhanden), aber meine Kenntnisse im Bereich Ernährung,Hauswirtschaft und Kochen waren in einer sehr einfachen Form, teilweise schon vorhanden.

Am Anfang fiel es mir schwer mich mit diesen neuen Themen und meiner Situation auseinander zu setzen. Doch im Weiteren Verlauf meiner Erkrankung beschloss ich mich irgendwann näher mit diesen Themen (Ernährung,Kochen,Gesundheit) zu beschäftigen. Auch wurde für meine Person früh klar wie sehr eine „gesunde" Ernährung, einen gewissen Einfluss auf mein Wohlbefinden hatte. Früh erkannte ich, dass

z. B. das weglassen oder zumindest reduzieren von Zwiebeln, Knoblauch und anderen Gewürzen, meinen gesundheitlichen Zustand verbesserten. Durchfälle, Blähungen und Schmerzen gingen deutlich zurück. Die Zeiten die ich in Krankenhäuser verbrachte war lehrreich, aber die Zeiten die ich später Zuhause verbrachte waren außerdem noch sehr intensiv und kompliziert. Kompliziert, weil man immer wieder Rückschläge erfuhr und intensiv, weil teilweise die Schmerzen unerträglich erschienen.

Man sich mit dem Thema Ernährung auseinander setzen musste, obwohl man Schmerzen hatte und außerdem dazu noch sehr schwach war. Mit zunehmender Verbesserung des Allgemeinzustands, kam eine Art Begeisterung für das Thema Kochen auf. Je besser meine Person mit der Situation zurecht kam, desto besser wurden auch die Menüs. Anfangs gab es nur kleine und sehr einfache Menüs. Doch schon nach kurzer Zeit wurden etwas größere und umfangreichere

Menüs gekocht. Mit Zunehmender Zeit entwickelte meine Wenigkeit sogar seine eigenen Rezepte! Dabei waren es keine gänzlich neuen Rezepte, vorhandene Rezepte wurden nur so verändert, dass sie zum einem verträglicher waren und darüber hinaus vom Geschmack und Aussehen, leicht verändert wurden. In die Gegenwart übertragen könnte man sagen, ich lernte das „richtige" kochen. Auch lernte ich die richtigen Techniken, Zutaten,Gar Formen, und Utensilien kennen.

Und außerdem dazu noch eigene Rezepte und Menüs zu kreieren. Was Anfangs als eine lästige und notwendige Aufgabe anfing, sich Jahre später sogar zu einem beliebten Hobby entwickelte. Ich lernte sehr schnell die Vorzüge einer leckeren Mahlzeit zu schätzen, und auch die damit nicht mehr auftretenden Schmerzen. Das ständige Ausprobieren und die große Vielfalt an Zutaten und die damit fast verbunden unbegrenzten Möglichkeiten ein gutes Menü (Rezept) zu kreieren, begeistern mich bis heute.

Fazit

Das Leben schreibt immer noch die schönsten Geschichten. Im meinem speziellen Fall kann ich nur sagen, dass mein Leben sich mit Anfang der Erkrankung, komplett veränderte. Wer mir vorher erzählt hätte, dass ich mal wie ein Chef in der Küche stehen würde um dabei meine eigene Rezepte zu kreieren, den hätte ich sehr wahrscheinlich ausgelacht und für verrückt erklärt. Es muss natürlich hierbei erwähnt werden, dass ich vor meiner Erkrankung in einem Kraftwerk arbeitete, und das in drei Schichten. Da blieb für mich wenig Zeit um eigene Rezepte auszuprobieren, oder gar um selbst kochen zu können. Die Situation änderte sich mit meiner Erkrankung gewaltig, und ich lernte mich und meinen Körper besser kennen. Ich musste erst eine gewisse Entwicklung durchmachen, um an den Punkt zu gelangen, wo ich das Leben wieder genießen konnte. Das Thema Ernährung schob sich für mich sofort in den Vordergrund. Wollte ich größere Schmerzen oder Durchfälle vermeiden, musste ernährungstechnisch eine Veränderung stattfinden. Man kann sich sicher vorstellen, dass ich anfangs mit wenig Begeisterung an die Sache ran ging. Im Laufe meiner Erkrankung sich aber, das total änderte.

Um so mehr ich mich mit dem Thema Ernährung auseinander setzte, um so besser ging es mir anschließend auch. Dabei darf ehrlicherweise nicht unerwähnt bleiben, dass es dabei auch den einen oder anderen Rückschlag gab. Inspiriert durch die Vielfalt der Zutaten und der sich daraus ergebenen Möglichkeiten. Da ich schon immer gerne Dinge ausprobiert habe, kam mir das natürlich sehr entgegen. Rückblickend muss ich sagen, dass mir in der Gegenwart (heute) etwas fehlen würde, wenn ich z. B. nicht kochen könnte. So stellte sich der Zustand vor der Erkrankung mit Morbus Crohn (CED) dar. Mit jedem Rezept das ich ausprobierte, stieg die Lust nach mehr. Schnell war ich der „König" der schnellen Küche. Diese typischen spanischen Tapas (kleine Appetithäppchen) kannte ich bereits, ich hab nur im Laufe der Zeit meine Rezepte vervollständigt. Ich fing mit kleinen Tapas an und später arbeitete ich mich langsam nach vorne. Meine Person hat schnell gelernt das Essen in Abhängigkeit meiner aktuellen Phase/Stufe(Rezidiv,Remission), fertigzustellen.

Da alles auch von meiner körperlichen Verfassung abhing, war es für mich nicht immer möglich, frisch zu kochen. Ich fand heraus, dass man die Beilagen z. B. Kartoffeln, für viele Gerichte verwenden konnte. Das Wort Reste-Essen sollte bei mir Einzug halten. Die Reste vom Vortag wurden in das „neue" Gericht einfach eingebunden. Mann kann mit Kartoffeln sehr viel anstellen, und am Ende landen sie eventuell als Kartoffelbrei auf dem

Teller. Inspiriert durch Bücher und Internet, hab ich zum Schluss es fast zur Perfektion gebracht! Ich kann nur jeden Menschen empfehlen mir es nach zu machen. Ich meine mit der veränderten Situation zu wachsen, und sich damit auseinander zu setzen. Durch eine „gesunde" Ernährung vielleicht seine verbleibende Zeit auf der Erde, zu verlängern! Es muss nicht jeder die gleiche Begeisterung für das Kochen aufbringen wie meine Wenigkeit, aber ein bisschen Begeisterung dafür wäre schon schön.

Eine Notwendigkeit zu seinem Hobby gemacht zu haben und dabei noch eine schmerzfreie Zeit zu erleben. Mehr geht wohl nicht! Meine Geschichte soll inspirieren, aber Inspiration erfährt man nur, wenn man dafür auch zugänglich ist. Meine Wenigkeit kann allen Menschen in der großen und weiten Welt nur raten, lasst euch inspirieren. So wie auch meine Person Tag für Tag sich inspirieren lässt, durch andere Menschen,Bücher,Fernsehen,Internet und durch klasse Rezepte. Am Ende ist alles was inspiriert vielleicht auch die positive Ablenkung die man gerade braucht, um nicht mehr an seine Erkrankung denken zu müssen. Das hilft garantiert den eigenen Heilungsprozess und verhindert die nervigen Rückschläge. Ernährung und Kochen ist das Mega Thema unserer Zeit, dabei ist es ganz egal ob man jung,alt,krank, gesund, dick oder dünn ist. Jeder von uns muss Nahrung zu sich nehmen, dabei ist es fast unerheblich wo er diese Nahrung erwirbt!

Eine Energiezufuhr um den Körper am Leben zu halten ist aber notwendig. Wobei kranke Menschen mehr Energie brauchen und gesunde Menschen etwas weniger Energie. Egal ob gesund oder krank jeder sollte wissen wie sein Körper auf verschiedene Nahrung reagiert, und was ihm gut tut. Am Schluss bleibt nur noch zu sagen, dass egal was das Schicksal mit einem anstellt, man immer das beste daraus machen sollte. Ich hoffe das meine Person mit seiner Geschichte den einen oder anderen dazu bewegen kann, sein Leben wieder etwas positiver zu gestalten. Als kleines Fazit bleibt nur noch zu sagen, ich habe eine sehr schwere und komplizierte Zeit durchlebt. Habe dabei viel gelitten und viele Schmerzen ertragen müssen. Heute bin ich meistens schmerzfrei,motiviert und sehr wissbegierig. Mein Leben wie ich es kannte gibt es nicht mehr, dafür führe ich jetzt ein anderes. Ich habe viel gelernt nicht nur das Kochen, und mit Ärzten richtig umzugehen, sondern auch viel über das Leben. Insbesondere auch wie man eigene Bücher schreibt und wie man seine Zeit sinnvoll verbringt. Veränderung muss nicht immer schlecht sein und bietet darüber hinaus auch viele Möglichkeiten (Chancen). Das beste aus seiner Situation zu machen und sich nicht zu viele Gedanken, darüber machen ob alles gelingt oder nicht. Mein Motto lautet heute: Weil jeder Augenblick zählt.

Danksagung

Obwohl das Schreiben eines Buches häufig ein einsames Unterfangen darstellt, kommt dennoch kein Autor ohne Hilfe aus. Jedes Mal wenn eines meiner Bücher erscheint, stehe ich als Autor im Vordergrund. Das ist nicht besonders fair, weil es immer vieler Menschen bedarf, die eine solche Publikation überhaupt erst ermöglichen. Das war natürlich auch bei mir der Fall. Und all die lieben Menschen die mir während des Schreibens eine Hilfe gewesen sind, sollen hier nun eine besondere Erwähnung finden. Zuerst richtet sich mein Dank an meinen Verlag BoD (Books on Demand). Dass überhaupt jemand bereit war zu veröffentlichen, dass von mir kreiert wurde, ist schon fast ein kleines Wunder. Dafür vielen Dank und auch für das offene Ohr und die motivierenden Worte, wenn ich mal wieder vor einem leeren Blatt saß und nicht weiter wusste. Danke für die Mühe und die Geduld, mein sehr geschätzter Verlag (BoD). Und selbstverständlich geht mein Dank auch an meine Familie, meinen Eltern, meinem Bruder und meinen drei Schwestern. Die mir immer die Kraft und die Zeit gegeben haben, mich meinem Buchprojekt zu widmen. Ohne euch hätte ich das niemals geschafft. Keinen geringen Anteil an der Fertigstellung haben auch Wolfgang(S),Roman(W),Marzena(W), Aleksandra (F). Immer wenn ich kurz davor war alles hinzuwerfen habt ihr mich wieder aufgebaut, und zum Weitermachen ermutigt. Einen großen Dank auch an meine Leser und den zukünftigen Lesern, ihr seid mit ein Grund dafür, warum ich schreibe. Vielen Dank an alle auch an die, die namentlich nicht erwähnt wurden. Ich weiß das sehr zu schätzen. Dankeschön.

Literaturverzeichnis

Eigene Biographie

Internet

Weglasserei.de

Chefkoch.de

Fem.com

Impressum

luquetejero@hotmail.com

Twitter: J.R Lucas Wolf@JRLucasWolf2

J.R Lucas Wolf

Verlag BoD - Books on Demand,

Norderstedt

Buch ISBN: 978-3-7528-2430-8